老年人残疾的预防与康复

中国残疾人康复协会◎编
孟 申 陈思远◎编著

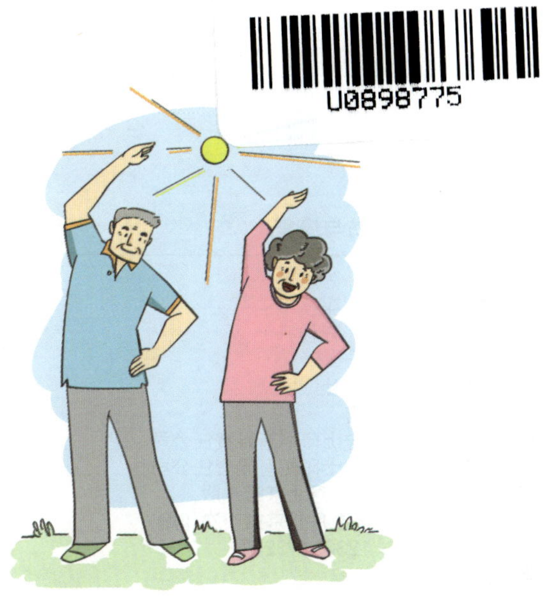

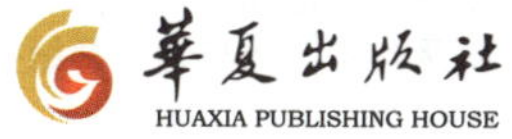

图书在版编目（CIP）数据

老年人残疾的预防与康复 / 孟申，陈思远编著. -- 北京：华夏出版社，2017.1
（社区康复知识读本系列丛书）
ISBN 978-7-5080-8973-7

Ⅰ. ①老… Ⅱ. ①孟… ②陈… Ⅲ. ①老年病－防治 Ⅳ. ① R592

中国版本图书馆 CIP 数据核字（2016）第 233598 号

老年人残疾的预防与康复

编　　著　孟　申　陈思远
责任编辑　黄　欣　张　平
装帧设计　殷丽云　汪佳卉

出版发行　华夏出版社
经　　销　新华书店
印　　刷　北京金吉士印刷有限责任公司
装　　订　北京金吉士印刷有限责任公司
版　　次　2017 年 1 月北京第 1 版
　　　　　　2017 年 1 月北京第 1 次印刷
开　　本　880×1230　1/32 开
印　　张　2.25
字　　数　36 千字
定　　价　11.00 元

华夏出版社　地址：北京市东直门外香河园北里 4 号（100028）
　　　　　　网址：www.hxph.com.cn　电话：（010）64618981

编委会名单

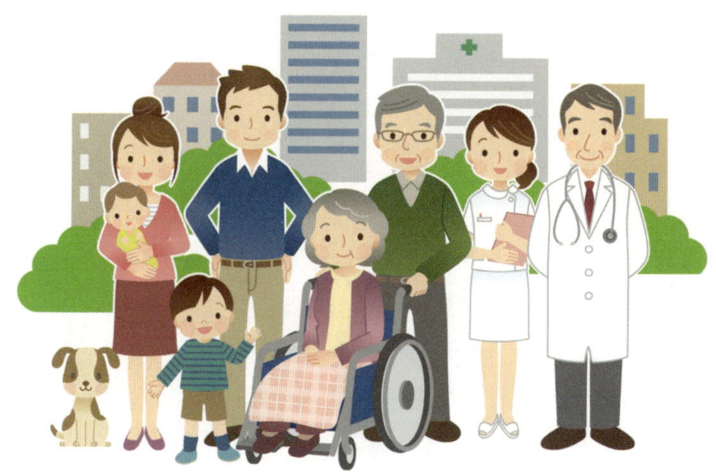

引　言

随着人民生活和健康水平的普遍提高，人口平均预期寿命不断延长。我国已进入老龄化社会，60 岁以上老年人已达 2 亿，约占全球老年人口总数的五分之一，是世界上老年人口最多的国家。人体衰老是一个渐进的过程，老年人会在外貌形态、视力、听力以及呼吸、心脏血管、消化功能和精神心理等方面产生很大的改变，这是不可避免的生理性退化，一部分老年人还将成为老年残疾人。

衰老、疾病和功能障碍虽然有一定联系，但是如果老年人注意加强保健，掌握老年人常见的健康问题及处理方法，就可以减慢衰老的速度，维护和促进身心健康。

本书将向老年人及其家人介绍常见的、可能导致老年人残疾的疾病的医疗、康复和护理知识，如：高血压、冠心病、慢性阻塞性肺病、糖尿病、间歇性跛行、情绪障碍、慢性疼痛以及跌倒等，希望能对您有所帮助，真诚祝愿每一位老年人都能健康快乐地生活。

目录

一、老年人与老年人残疾

二、老年人高血压

三、老年人呼吸问题

四、老年人心脏问题

五、老年人糖尿病

六、间歇性跛行

七、老年人跌倒

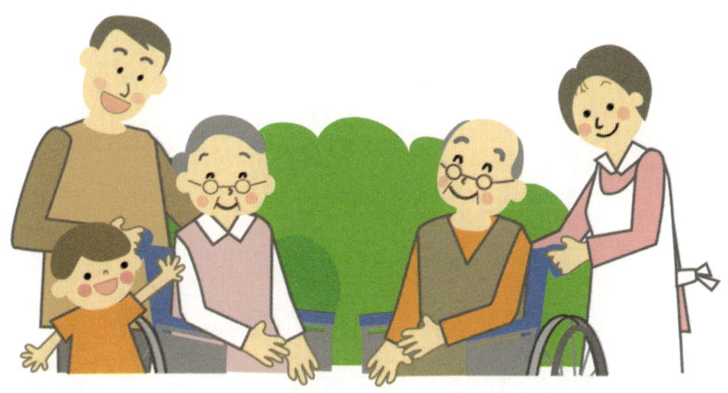

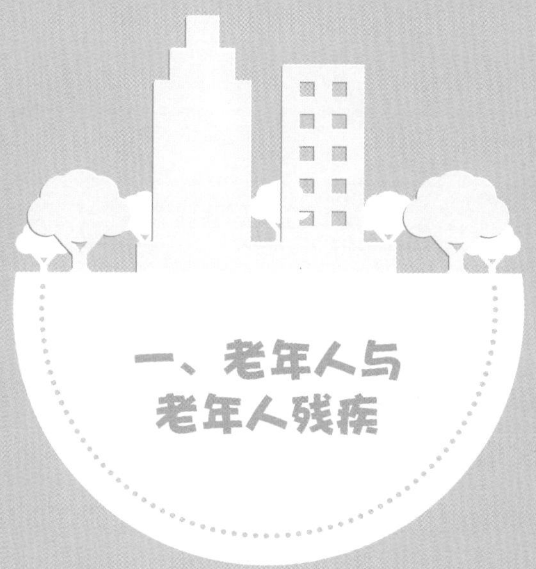

一、老年人与老年人残疾

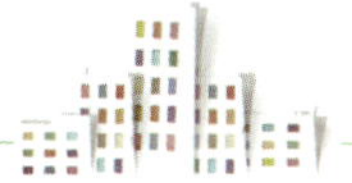

1. 多大年龄可以称为老年人?

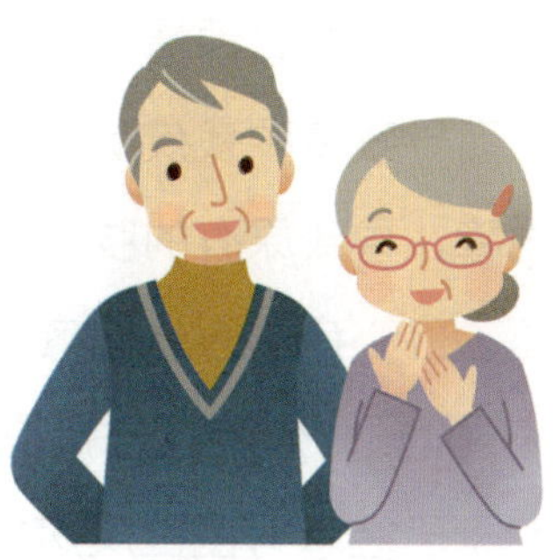

我国法律界定的老年人年龄是 60 岁以上。

国际普遍认为，60 ~ 70 岁的人是比较年轻的老年人；70 ~ 80 岁的人是老年人；80 岁以上是高龄老人。

2. 造成老年人残疾的原因有哪些?

老年人残疾有两种情况。一种是原本就有残疾的人进入了老年期，例如患小儿麻痹的人，现在年龄到了 70 岁，仍是小儿麻痹。另一种则是因患有慢性疾病导致的器官功能衰竭或肢体障碍而造成残疾，例如长期患高血压的病人合并了脑梗死或脑出血，导致偏瘫或失语。长期患糖尿病的人合并了糖尿病足导致截肢，长期患冠心病的人发生了心力衰竭而导致活动受限等。

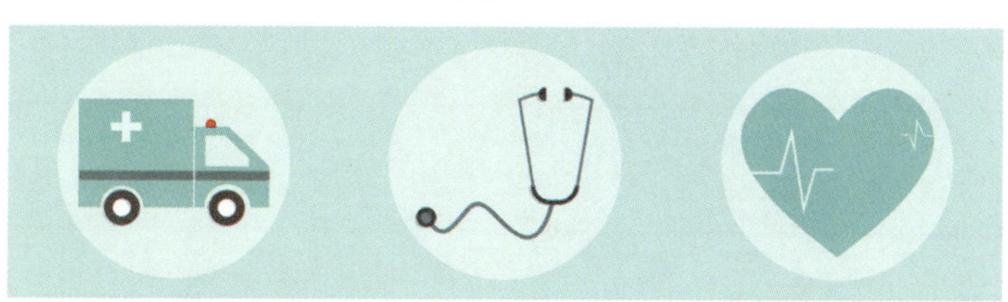

上述第一种情况的人又可能患上其他一种或几种慢性病，上述第二种情况的人也有可能同时患有几种慢性病，从而导致多种残疾状况并存。例如患小儿麻痹的人又患白内障，导致原有的肢体残疾又加上了视力残疾，原有高血压、冠心病的人患偏瘫和老年痴呆等。所以，对于老年人来说，预防残疾首先就是要预防那些可能导致残疾的疾病，对于已经患有慢性疾病的老年人来说，要尽量争取控制好那些慢性疾病。

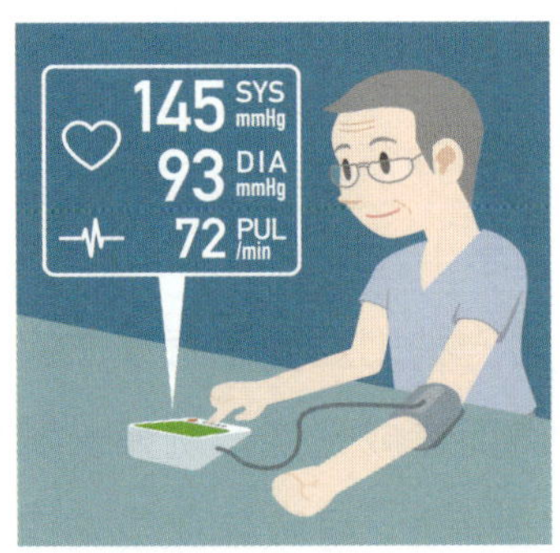

老年人要定期测量和监控血压

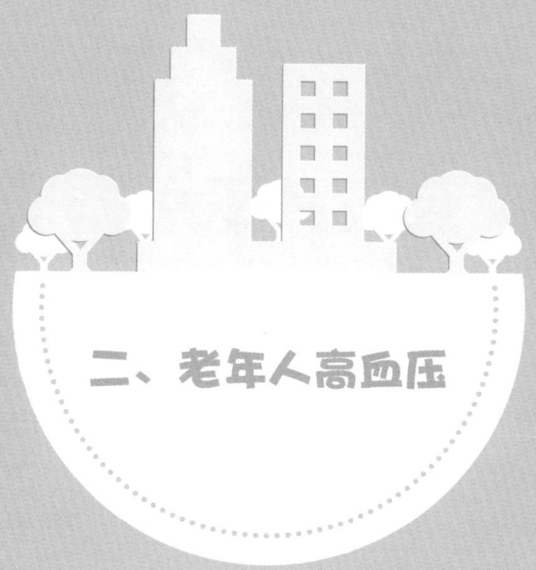

二、老年人高血压

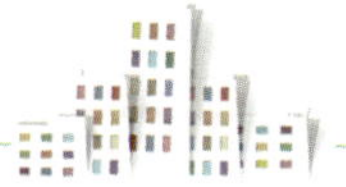

3. 治疗老年人高血压要注意哪些问题?

治疗老年人高血压要注意以下三方面的问题。

（1）确定降压目标

我国高血压指南建议：一般高血压患者应将血压降至 140/90mmHg 以下，但是 65 岁及以上的老年人，收缩压控制在 150/90mmHg 以下就可以了，如能耐受，可以进一步降至 140/90mmHg 以下。原则上，对于 75 岁以上的老人，年龄越高，降压目标越宽松，年龄在 80 岁及以上的老人，一般情况下血压不宜低于 130/60mmHg。当收缩压≥150mmHg，舒张压在 60 ~ 90mmHg 之间时可以进行治疗；当舒张压＜60mmHg 时，降压治疗应以不加重舒张压的进一步降低为前提；当舒张压＜60mmHg 时，若收缩压＜150mmHg，宜观察，可以不用药物治疗；若收缩压在 150 ~ 179mmHg 之间，可以谨慎用单一、小剂量药物治疗；若收缩压≥180mmHg，则要使用小剂量降压药物治疗（单药或联合用药）。

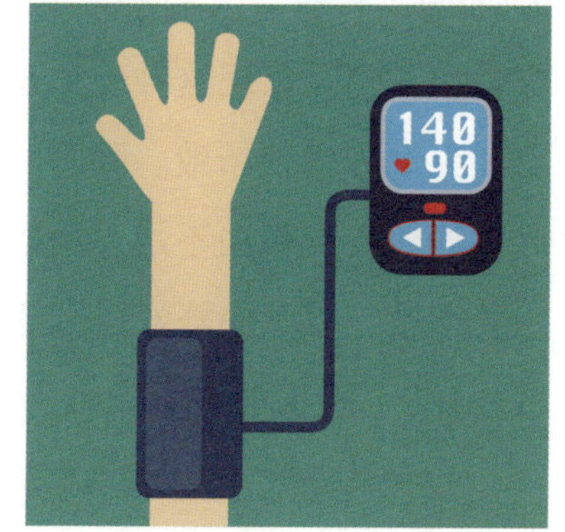

例如：某男性患者，

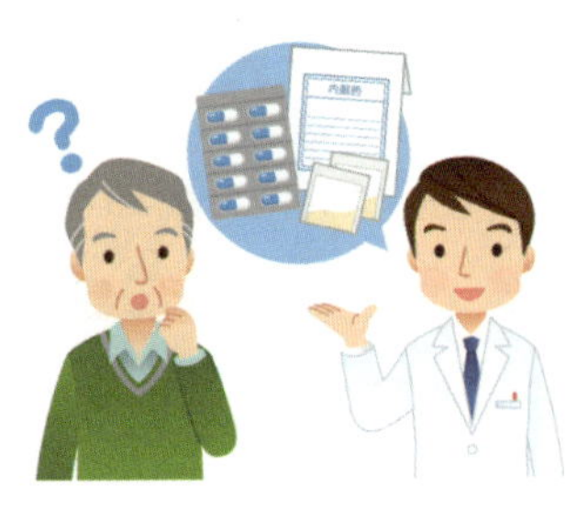

现年 81 岁，已患高血压 30 余年，同时患有冠心病和轻度肾功能不全。就诊时，该患者服用 3 种降压药，血压维持在 120 ～ 130/50 ～ 55mmHg，患者感到乏力，没有精神，自己很困惑，询问医生：“我的血压控制得很好，为什么还是感觉不舒服呢？”医生检查后认为：他之所以感觉不适，主要是因为血压降得比较低，使得心脑供血减少。于是医生减少了降压药的种类和剂量，使血压维持在 140 ～ 150/60 ～ 65mmHg，此后患者感觉舒服多了，精神明显好转。

高龄老年人多见单纯收缩期高血压。单纯收缩期高血压是指收缩压大于或等于 140mmHg，舒张压小于 90mmHg，有些老人的舒张压甚至会低于 60mmHg，这种情况也很常见。出现这种现象是由于高龄老人动脉硬化程度重、大动脉僵硬所致。降压时要注意，一旦舒张压过低，就会导致心脑供血不足，所以对于单纯收缩期高血压，降压要适度，以不使舒张压过低为准。

（2）注意平稳降压

避免短期内血压过快下降或上下波动而致并发症出

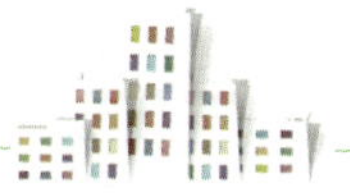

现。一般情况下，如果没有急性的并发症，血压在 2 ~ 3 个月内逐渐下降到目标值比较理想。

（3）预防餐后低血压和体位性低血压

患有高血压的老年人也会出现这些低血压的情况。如果患者在餐后或体位从卧位变为立位时，出现头晕、恶心、视物模糊、跌倒等症状，一定要去医院就诊，进行动态血压监测或住院观察，尽快得到确诊和调整用药，并且需要医生提供个性化预防指导。

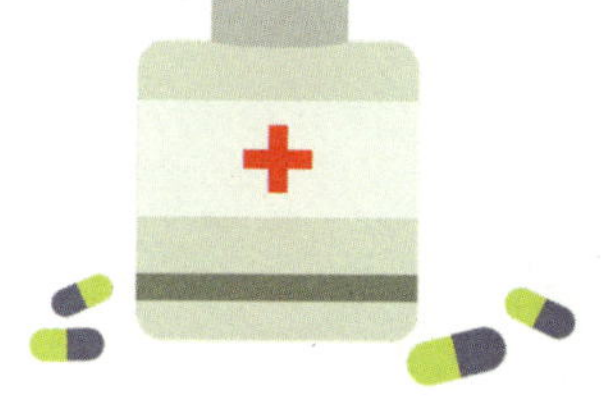

所谓老年餐后低血压，是指出现下列三种情况之一：①餐后 2 小时内，每 15 分钟测一次血压，与餐前比较收缩压下降大于 20mmHg；②餐前收缩压大于 100mmHg，餐后小于 90mmHg；③虽然餐后血压只有轻微降低，但是出现心绞痛、乏力、晕厥、意识障碍等症状。

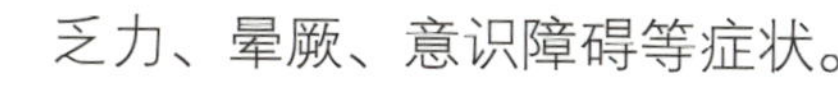

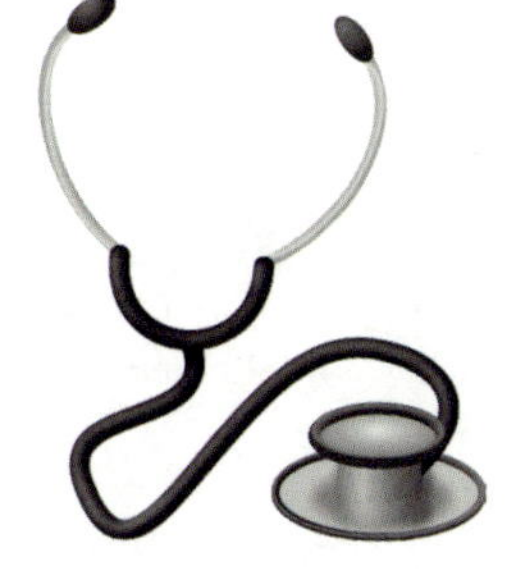

体位性低血压是指在改变体位为直立位的 3 分钟内，收缩压下降大于 20mmHg，或舒张压下降大于 10mmHg，同时伴有头晕或晕厥。

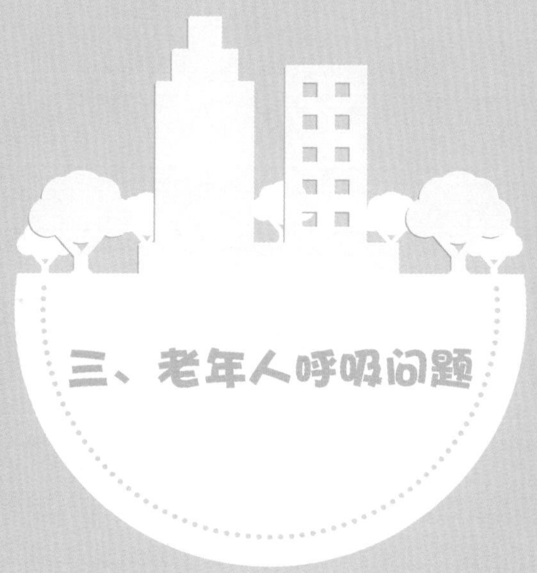

三、老年人呼吸问题

4. 哪些原因可以导致老年人发生气短？

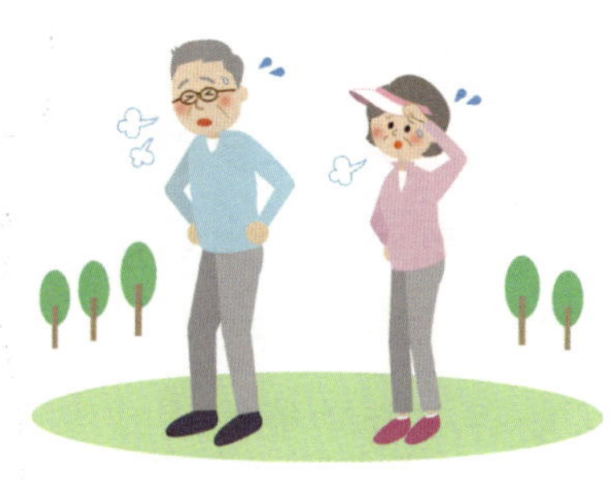

气短是呼吸费力的一种感觉，人们在感觉气短时会做深呼吸的动作，气短更加重时，会感到憋气、喘憋、上不来气等。出现呼吸困难的症状，表明你的心功能或肺功能出现障碍了。

引起老年人呼吸困难的疾病主要有下列几种：

（1）肺部的疾病。例如慢性阻塞性肺病（简称为慢阻肺）、支气管哮喘、陈旧性肺结核、肺间质性疾病、肺癌等。

（2）心脏的疾病。例如高血压性心脏病或冠心病发生心力衰竭（简称心衰）、心包积液、心律失常等。

（3）严重贫血。血液中的红细胞在体内执行运输氧的功能，出现严重贫血时，血液循环中的氧不足，人们会通过增加呼吸来试图增加氧的供给，从而出现气短或呼吸困难。

（4）神经肌肉疾病。

（5）焦虑。

简单地说，就是出现呼吸困难的症状，呼吸不畅了，一活动就气喘，以前能上4层楼，不用歇也不喘，现在上1层楼就要歇一歇，严重者还会出现口唇青紫，这些现象说明：可能存在肺功能障碍或心功能障碍。老年人出现这些现象，应当及时去医院检查，弄清引起呼吸困难的病因，制定治疗方案。在遵医嘱服药的同时，在医生指导下进行康复训练也是很有必要的。

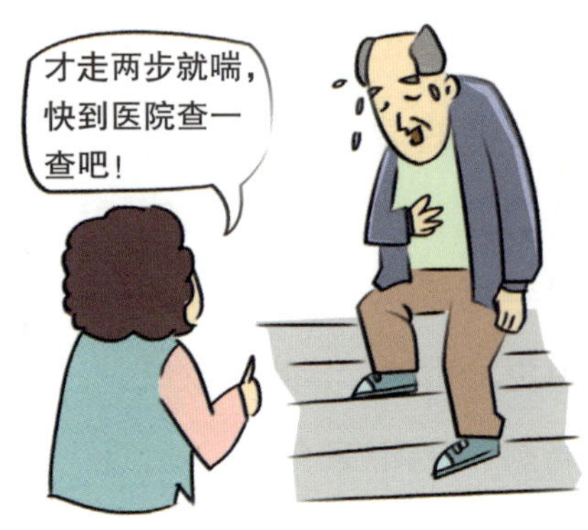

5. 什么是“慢阻肺”？怎样预防其发展？

慢阻肺的全名叫做“慢性阻塞性肺病”。它的起因是肺部的炎症导致呼吸气流的受限，出现气短或喘憋，甚至严重的呼吸困难。一旦得了这种病，呼吸道的抵抗力弱，遇到气候变化等环境因素改变时，容易患肺炎。

预防慢阻肺要从两方面着手：一方面，从国家的层面，要积极控制大气污染和加强职业保护。另一方面，从个人的层面，要认识吸烟的危害，积极戒烟，在疾病的任何阶段，戒烟都有助于防止疾病的发展。要特别注意以下几点：

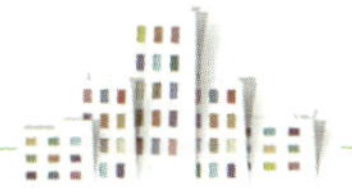

烹调食物时应尽量减少油炸，从而减少厨房产生的油烟；按时注射流感疫苗和肺炎疫苗，降低患流感和肺炎的几率；保持个人和家庭的卫生，注意开窗通风；在流感流行时尽量不去公共场所；根据个人情况进行运动锻炼，增强体质。

对于已经患有慢阻肺又需要反复进出医院的老年人来说，预防急性加重是很重要的。出院后，要遵医嘱按时服药，定期复诊。使用气雾剂的患者要按时按量吸入，切不可把吸入剂当成救命稻草，只在喘憋加重时才吸。

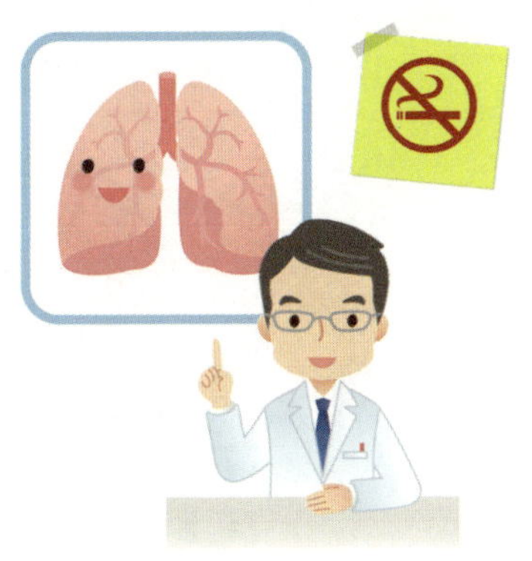

慢阻肺是发病率较高的慢性进展性疾病，它使得患者的呼吸功能逐渐减退，目前尚无药物可以根治，而以运动疗法为中心的康复治疗，在改善呼吸困难症状、增强运动耐力、提高生活质量方面都有独特的作用。患者可以在社区康复室和家中进行康复训练，下肢运动训练是国际公认的肺康复的主要方法。下肢训练可以使用跑步机、功率自行车或计步器定量。

四、老年人心脏问题

6. 什么是“心衰”？哪些疾病可以引起心衰？

心力衰竭简称“心衰”，是由于心脏疾病导致心脏功能受到损害，不能完成心脏本应该完成的泵血功能，常表现为乏力、活动后气短、夜间阵发性呼吸困难。早期可能表现为夜间躺下后咳嗽，坐起后咳嗽好转，患者有时会因咳嗽到呼吸科就诊。心衰严重者会出现下肢水肿和胸腔积液，不能平卧。

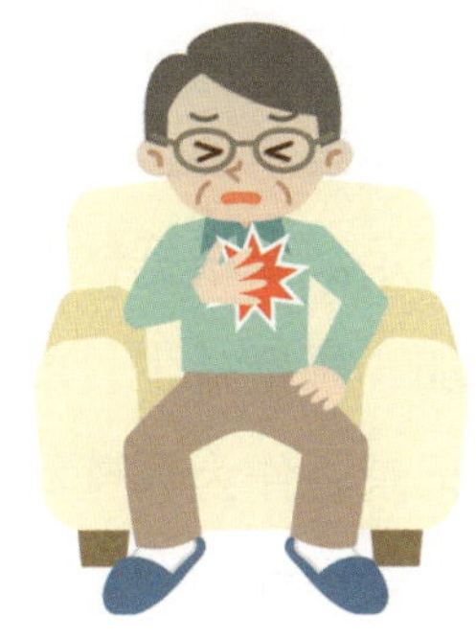

老年人引起心衰的疾病主要是冠心病和高血压。也有些老人，特别是高龄老人，平时没有慢性心脏病或高血压症状，但是一出现呼吸困难或水肿等症状去医院检查，就会被诊断为“心衰”，这是因为有些老年人的心脏病表现不典型，当症状不明显或稍有不适时，患者觉得休息后就好转了，没有及时去医院检查而导致的。

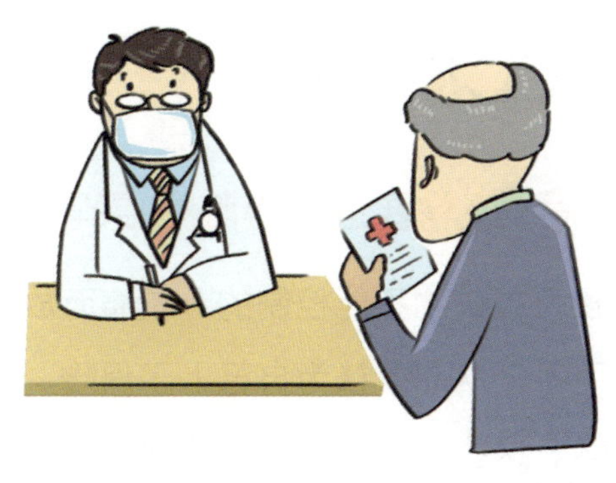

出现心脏不适要及时到医院检查。

7. 心衰病人应注意哪些问题?

首先，要遵照医生的治疗方案服用药物。第二，要注意减少每日盐的摄入和水的摄入，减轻心脏的负担。第三，患者应经常或每日称体重，短期内的体重变化一般反映了身体里水的含量有多少，体重增加可能是饮水过多或利尿不足。要根据体重和尿量决定每日的饮水量，如果体重增加、尿量减少，就要减少饮水量。医生也可以参考患者的记录，作为调整利尿剂用量的依据。第四，要定期去医院检查电解质（主要是钾、钠、氯）的情况，防止出现电解质紊乱，导致病情恶化。

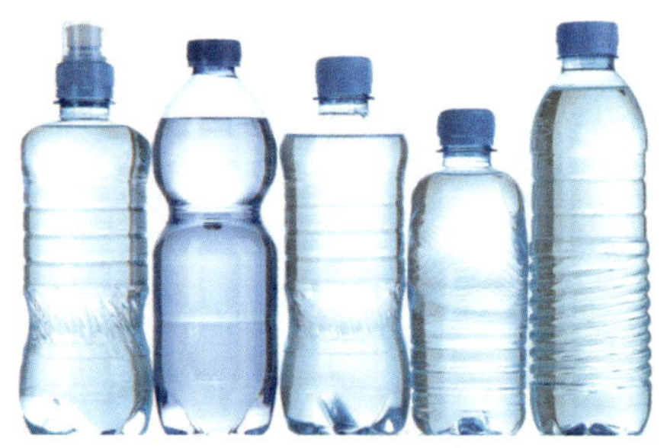

8. 冠脉支架/搭桥手术后，还需要进行心脏康复吗?

有些病人因为心肌梗死或药物不能控制的心绞痛而放了支架或做了冠脉搭桥手术，从此就认为自己上了保险，今后就没事了，其实不然。这些手术大都是解决部分心肌缺血和急性缺血（心肌梗死）的问题，既没有消除冠心病，也不能保证今后不再发生心肌缺血。

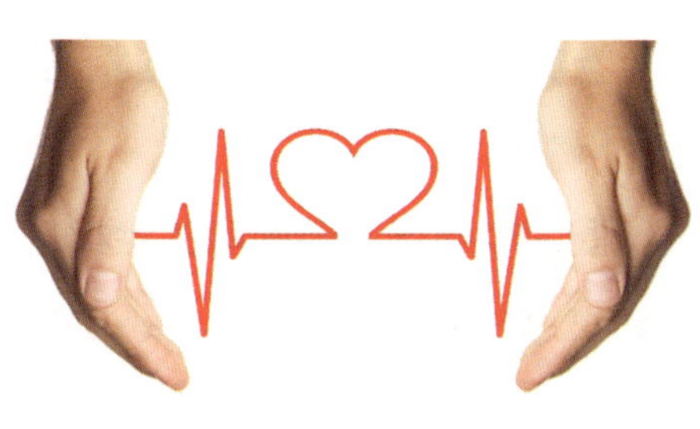

所以做过支架/搭桥手术和没有做过手术的冠心病患者，都应当进行心脏康复。

9. 心脏康复包括哪些内容？

（1）控制冠心病的危险因素。

患者应该按照医嘱服药，定期复诊检查，做到血脂达标、血压达标、血糖达标。

血脂化验有很多项目，其中与心脑血管病相关的是：总胆固醇（TC）、低密度脂蛋白胆固醇（LDL-C）、高密度脂蛋白胆固醇（HDL-C）。虽然高密度脂蛋白胆固醇越高，心脑血管病的风险越低，但是，目前尚未证明使用药物升高高密度脂蛋白胆固醇可以降低心

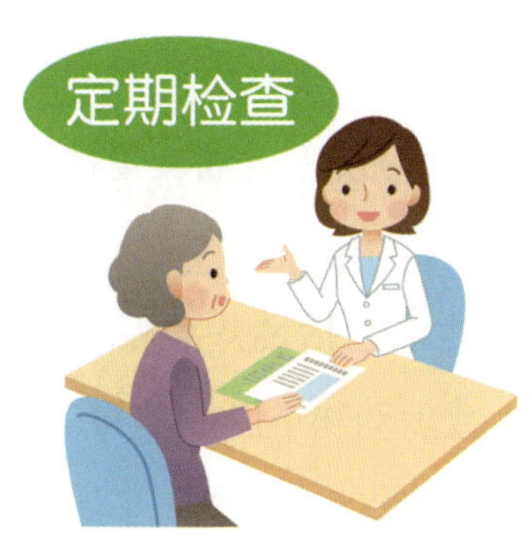

脑血管病的终点事件，因此调脂治疗仍以低密度脂蛋白胆固醇为靶目标。

低密度脂蛋白胆固醇的治疗目标根据不同的年龄（男性≥ 45 岁，女性≥ 55 岁）、疾病（高血压、糖尿病、冠心病、脑血管病、慢性肾脏病 3 期 4 期）和危险因素（吸烟、HDL-C ＜ 1.04mmol/L、体重指数≥ 28kg/m^2、早发缺血性心血管病的家族史）有所不同，但是对于大多数老年人来说，LDL-C 应低于 2.6mmol/L，如果已经发生脑卒中、心肌梗死或有症状的冠心病、糖尿病等疾病，LDL-C 应低于 1.8mmol/L。服用他汀类药物是保持 LDL-C 达到目标值的主要手段，老年人应在医生指导下定期检测血液指标，调整药物剂量，监测副作用，做到积极治疗、安全用药。

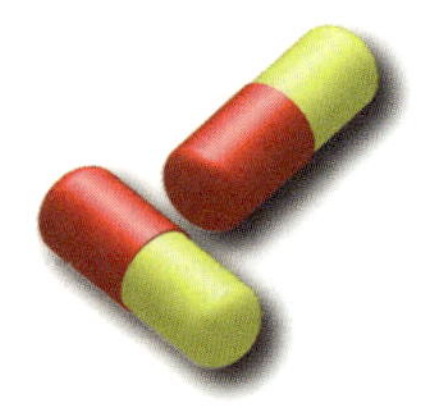

（2）矫正不良生活方式。

矫正不良生活方式主要靠病人自己。不良生活方式包括吸烟、饮酒、久坐不动、不良饮食习惯（重油、重盐、重糖以及摄食量过大）等。

饮食结构调整要注意少盐少油（包括油炸食品和大肉）、少糖（包括粮食和淀粉类）；减少动物性脂肪的摄入；少吃点心（尤其是酥皮和糖馅的）；减少主食量。多吃全

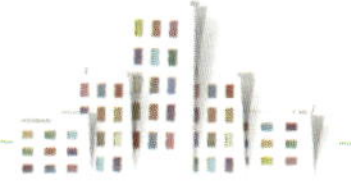

谷物食品和新鲜蔬菜水果以及牛奶（低脂或脱脂最好）；每周吃 1 ～ 2 次鱼（深海鱼更好）；吃肉时尽量去掉其脂肪；高龄老人不需要特别专注于改变原有的饮食习惯，而是要注意适当调配营养，注意补充不足的营养成分，以免由于过激的营养治疗造成心理负担和饮食紊乱。

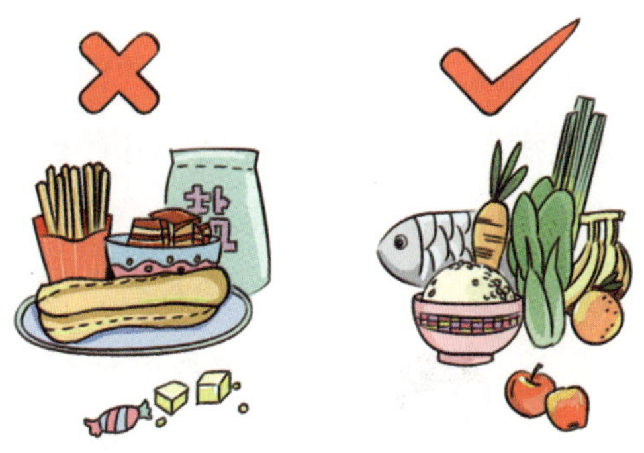

少吃油炸食品、点心、糖、盐等，多吃鱼、谷物、水果、蔬菜等有营养的食品

（3）运动训练。

运动疗法是心脏康复的核心内容。

适合运动疗法的人包括：①医生已经诊断患有冠心病，但是目前没有症状的患者；②稳定的心绞痛患者；③患心肌梗死超过 3 个月，目前没有明显心衰的患者；④已经放置支架或球囊扩张术后的患者；⑤冠脉搭桥术后的患者；

⑥已完成心脏移植术的患者；⑦安装心脏起搏器的患者。

不适合运动疗法的人包括：①患有急性疾病如发热等；②血压控制不好，收缩压≥180mmHg，舒张压≥100mmHg；③直立型低血压（直立时血压降低>20mmHg）；④病情不稳定的心肌梗死或冠心病患者，如患有严重的心律不齐、心衰或心绞痛；⑤严重的主动脉狭窄患者；⑥存在主动脉夹层的患者；⑦合并糖尿病时血糖控制差或存在糖尿病急性并发症的患者；⑧严重的骨关节疾病患者；⑨精神疾病、神经疾病患者等。

进行运动训练前，应在医院就诊检查，以便医生判断您是否适合参加运动和适合参加哪类运动。进行心脏康复尽可能在社区医院进行，以便社区医生观察病情，提高安全性。

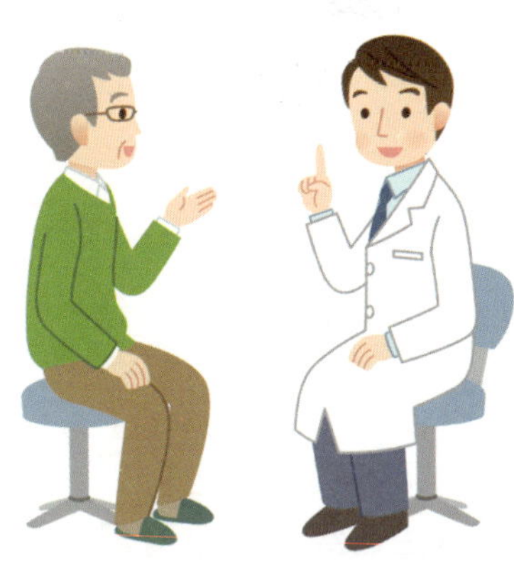

步行仍是在家或在社区运动的首选。

（4）保持心理健康，提高生活质量。

对于原有抑郁或其他精神心理疾病的患者，尤其是正在服用治疗抑郁或其他精神类药物者，患急性心脏疾病期

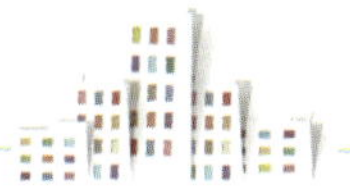

间不要自我停药，并应主动告诉心脏科医生正在服药的种类和剂量，由医生来决定继续治疗的方案，否则可能会导致停药反应，影响其他疾病的治疗。必要时可以请精神心理科会诊。

10. 老年人发生房颤有哪些危害?

房颤是老年人常见的一种心律不齐的情况，已经患有高血压、冠心病的老年人，发生的频率会更高。有些人发生房颤时并无明显症状，而有些人会感到心悸、气短、头晕等。发生房颤后主要的危险，一是脑卒中（脑栓塞）、二是心力衰竭，突发的快速房颤有可能导致低血压休克。

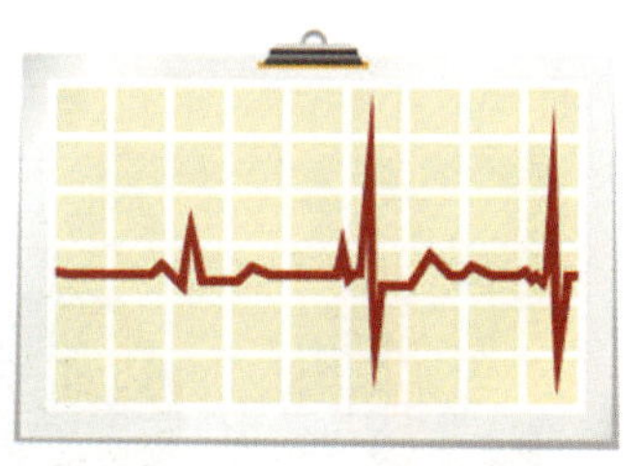

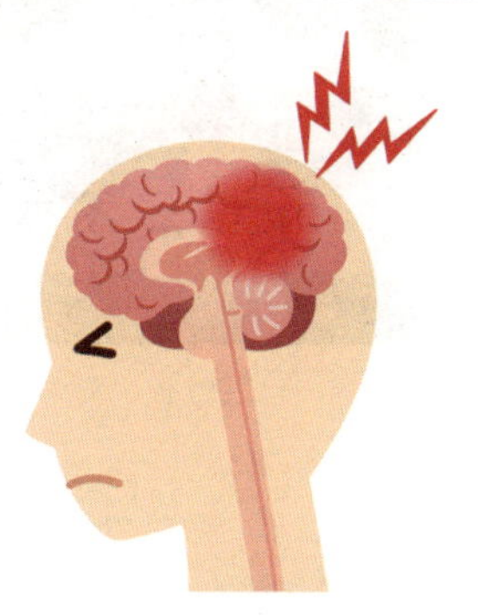

要预防房颤，主要得控制好血压，已经患心力衰竭者应认真服药，定期复诊。发生房颤后为了预防脑卒中，医生会为病人服用华法林（不能服用华法林的患者可以服用阿司匹林），使血液变得不容易凝

固而不能形成血栓。服用华法林的患者要按照医生要求，定时抽血检查凝血的指标，防止药物量小不能达到预防血栓的目的，也要防止药物量大导致出血的副作用。凝血指标主要是指国际标准化比值（INR），一般人控制在2.0 ~ 3.0，老年人，尤其是75岁以上的老人控制在1.5 ~ 2.5即可。老年人至少应每个月化验一次。如果出现牙龈出血、鼻出血、尿血、便血、皮肤瘀斑等出血现象，应及时就医。

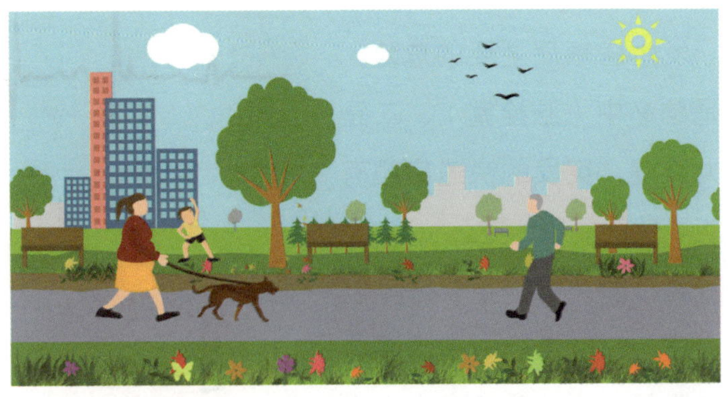

五、老年人糖尿病

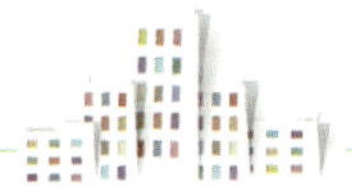

11. 老年糖尿病患者血糖控制在多少比较合适？

老年糖尿病患者血糖控制并非越正常越好，因为血糖越接近正常，越可能发生低血糖，而低血糖会促使痴呆的发生和进展，对冠心病患者也是不利的。因此对于老年糖尿病患者，医生经常嘱咐“血糖控制宁高勿低”。大多数老年人或自理老年人，糖化血红蛋白控制在 7% ~ 7.9% 即可，80 岁以上的老年人或不能自理的老年人可以放宽至 8.5%。每日多次血糖监测能够反映老人近期的血糖控制情况，对调整药物的价值更大，所以每周监测一次空腹和三餐后血糖更有现实意义。血糖的自我监测或家人协助监测的结果应每月交给医生检查，判断是否需要调整药物的剂量或种类。

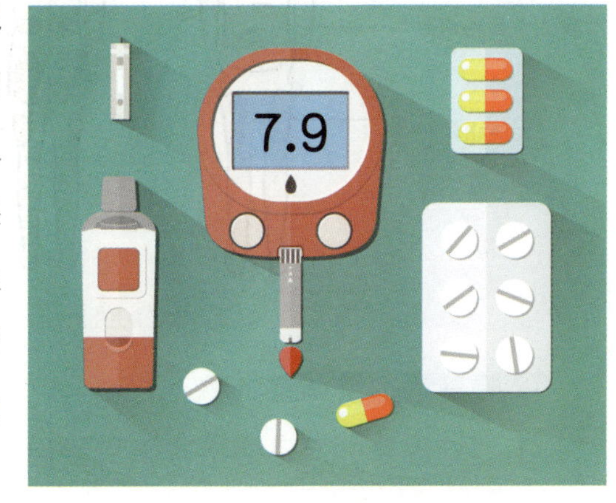

12. 患糖尿病的老年人运动时应注意哪些事项？

患糖尿病的老年人常常存在不同的并发症，因此运动时注意事项的侧重点也有所不同。糖尿病患者及家属应了解病情及并发症的情况，并掌握运动时的注意事项。

（1）使用胰岛素的糖尿病人运动时的注意事项

①胰岛素的注射部位。

运动前，胰岛素最好注射在腹部皮下，如果注射在大腿内侧肌肉，因运动时肌肉收缩，可能造成胰岛素吸收增加，诱发低血糖。

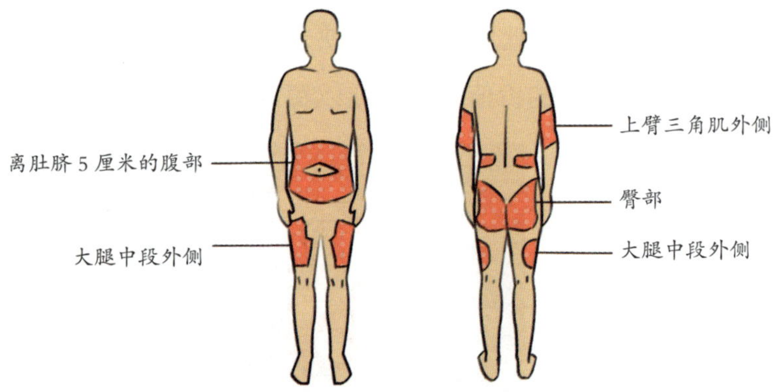

胰岛素的注射部位

②胰岛素剂量调整。

Ⅰ型糖尿病：运动时不减胰岛素用量，应根据血糖情况调整进食量。

Ⅱ型糖尿病：日常胰岛素用量在运动期间可减少1/2 ~ 1/3。

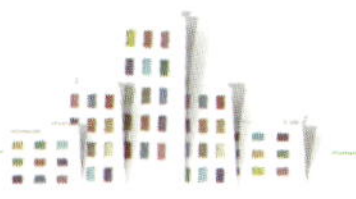

③运动与加餐。

必要时可以在运动的前、中、后分别补充食物，原则上应补充碳水化合物，如面包、饼干等。

④运动与自我监测项目。

尿酮体：如果运动前出现尿酮体阳性，应禁止运动；如果运动后出现尿酮体阳性，需要调整胰岛素用量。不论何种情况出现尿酮体阳性都应先去医院就诊。

血糖：运动前血糖在 13.0mmol/L 以上，应暂停运动去医院就诊，或咨询社区医生调整用药，防止运动后出现酮症及其他并发症；运动中发生低血糖，则应在运动前和运动中加餐，或减少胰岛素用量（应咨询医生）；运动后即刻出现低血糖，应在运动前先加餐，或减少胰岛素用量（咨询医生）；运动后 2 小时左右出现低血糖，应注意在运动后加餐；出现与运动相关的低血糖或因血糖过高而不适合运动时，不论有无症状，都应该征求医生的意见，进行药物或药量的调整，医生也要对进餐量进行指导。

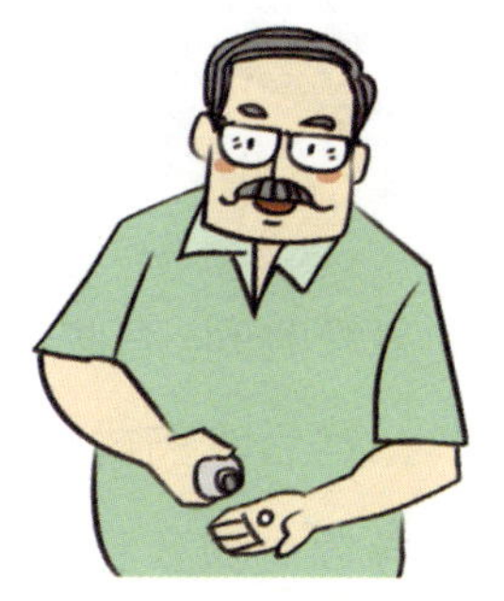

（2）口服降糖药物的病人运动时的注意事项

治疗糖尿病的药物有许多种，特别是近年来各种新药不断上市应用，无论服用何种药物，都要注意避免运动后发生低血糖，如发生低血糖，要及时就诊，进行药量和进餐量的调整。

（3）其他注意事项

运动前应先做准备活动，活动四肢大小关节，预防运动损伤。伸展双臂，做几次深呼吸。从轻度运动开始，逐渐增加强度。

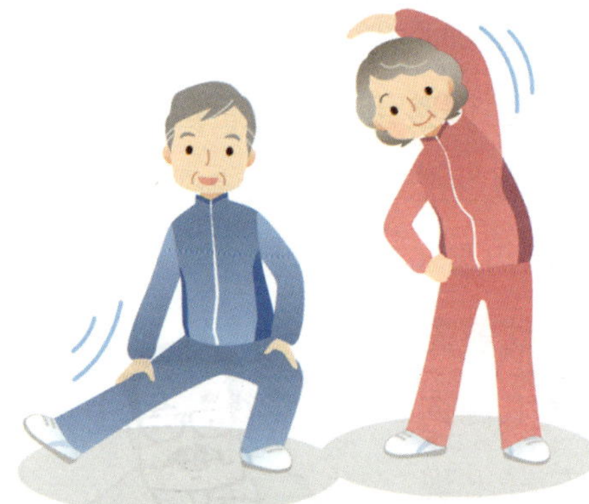

运动应在餐后进行，并避开胰岛素和其他药物作用的高峰时间，关于这一点，可以在就诊时向医生询问自己所用药物作用的高峰时间。有些糖尿病患者习惯清晨起床后先出门“遛早”，然后吃药或打针，再吃早饭，这样做是不恰当的，容易导致血糖紊乱。正确的做法是早 7 点到 7 点半之间打针或吃药，7 点半应吃早餐，然后再安排外出活动。

夏天要注意补充水分，冬天注意保暖。服装和鞋袜要舒适。

13. 糖尿病患者如何确定适合自己的运动量和运动方式？

运动与吃药打针都是糖尿病的治疗方法，因此，运动也要像吃药打针一样，有“量”的概念，而且这个运动量要与血糖、用药剂量、进餐种类和分量等因素彼此配合好，才能达到治疗的目的。运动量的制定要结合这些因素综合考虑：个人年龄，是否有并发症，是否有其他疾病（例如高血压、冠心病等），体重，血糖控制情况，用药情况，能否按时进餐等。对于老年人来说，运动时要量力而行、循序渐进，这是必须遵循的原则。所以希望患者在被诊断为糖尿病时和每月复诊时，主动向医生报告自己的运动量，请医生给予指导。

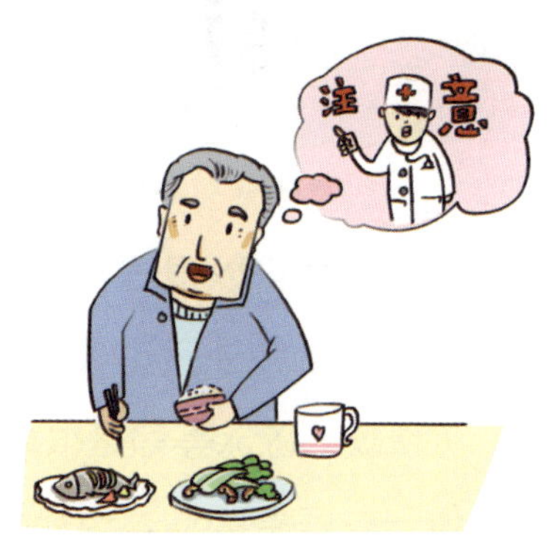

多大的运动量合适呢？理论上，达到有氧运动的程度就是合适的，在医院可以通过心肺运动试验来评定，在社区或家庭中可以比较简单地判定：一般步行运动达到轻度出汗，并保持 30 分钟以上，这个运动量就可以。在这个运动量下坚持一段时间就会发现：同样的运动量可能逐渐达不到出汗的程度了，这说明你的运动耐力提高了，此时应该提高步行速度或延长步行时间。

高龄老人运动量要适当，以自己感觉舒适的运动量为目标，以不发生低血糖为原则，不追求和较年轻者一样的运动量。

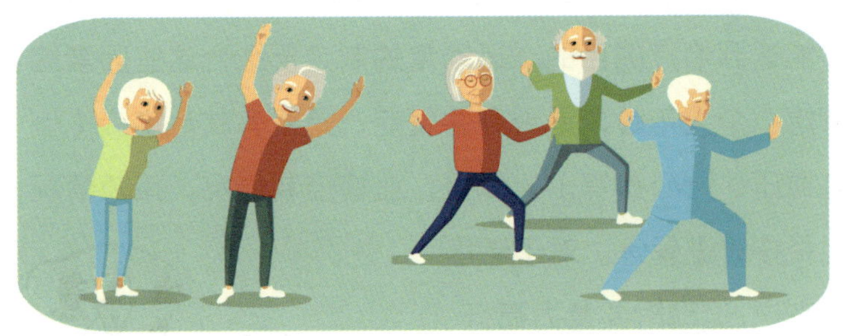

健身操、太极拳都是老年人很好的运动方式

运动方式可以根据自己的喜好和环境来选择，每天坚持 1 ~ 2 次的户外活动最重要。快走、做健身操、打太极拳、扭秧歌、游泳等都是很好的运动方式。除了户外运动，坚持做一些家务劳动，也能保持自己的日常生活行动能力和在家庭中的价值。

老年糖尿病人不宜作剧烈的、有竞争性或刺激性强的运动。过量运动后气喘吁吁、心动过速，非常疲惫，这对糖尿病人是不利的，有时可能诱发血糖升高、血压升高、冠心病发作等。

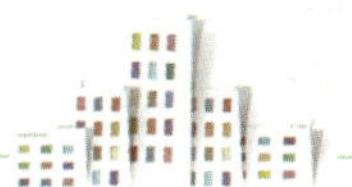

14. 老年糖尿病人出现低血糖有哪些表现？

一般低血糖会表现为难以忍受的饥饿感、出汗、手抖、全身无力、头晕、精神不集中等，而老年糖尿病人出现低血糖，常以脑功能障碍为主要表现，如语言迟钝、头晕、嗜睡、步态不稳、定向力障碍（站在家门口却不知道应开哪个门）、精神异常，严重者表现为昏迷和抽搐，常常被误认为是得了急性脑血管病。

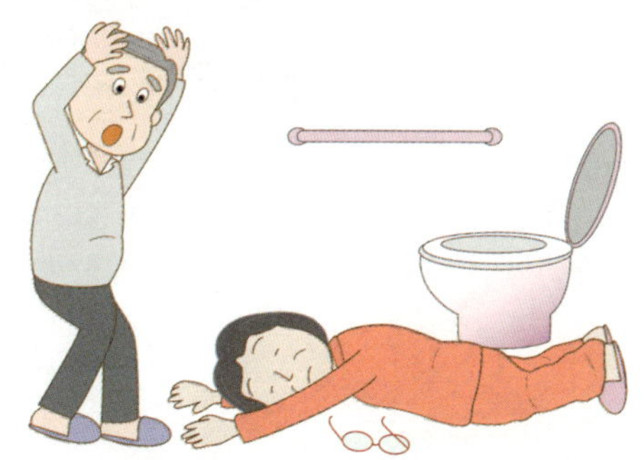

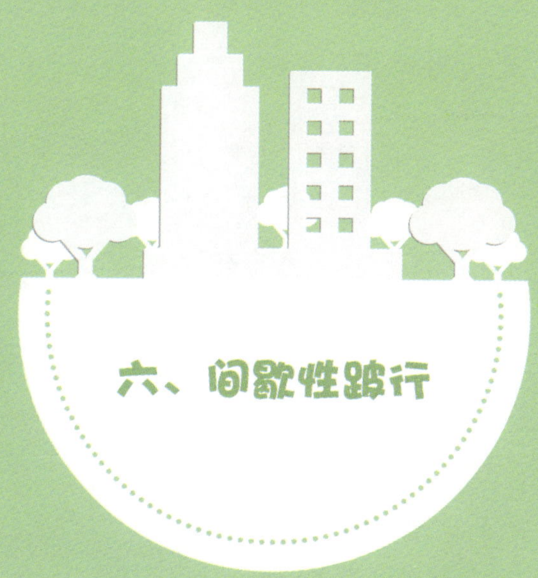

六、间歇性跛行

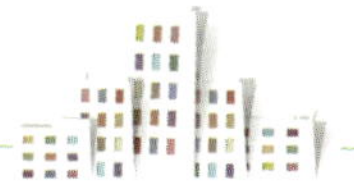

15. 什么是间歇性跛行？间歇性跛行发生的原因是什么？

走一段路腿就疼，休息一下疼痛消失了又可以走，但是再走一段路，腿疼又会发作，这种现象叫做“间歇性跛行”，有人称此病为“走走停停的病”。通常发生在小腿部位，上坡时症状会加重。

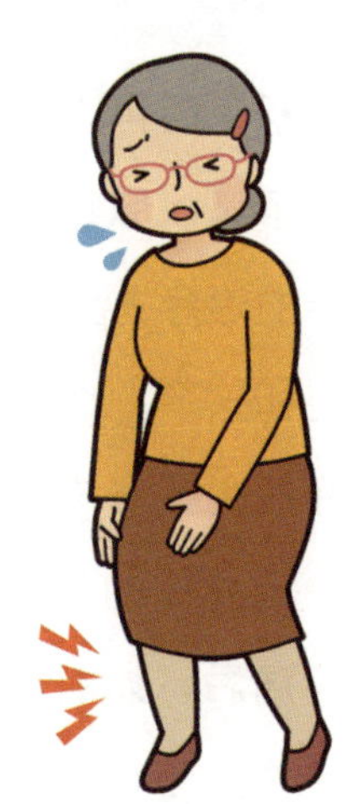

间歇性跛行的病因是供应腿部血液的动脉血管硬化狭窄，严重的会出现闭塞。随着病情发展，无痛行走的距离会逐渐缩短，疼痛也会加重，严重的病人会出现足部静息痛或夜间痛，影响睡眠。

16. 采取哪些方法可以预防和治疗间歇性跛行？

老年人发生间歇性跛行，主要还是和动脉粥样硬化密切相关，因此要着眼于动脉粥样硬化危险因素的预防。

对吸烟者，要鼓励和帮助其戒烟，糖尿病患者应常规进行手足部位护理和控制好血糖，高血压和冠心病的患者应降低胆固醇水平和低密度脂蛋白水平，并服用小剂量阿司匹林。

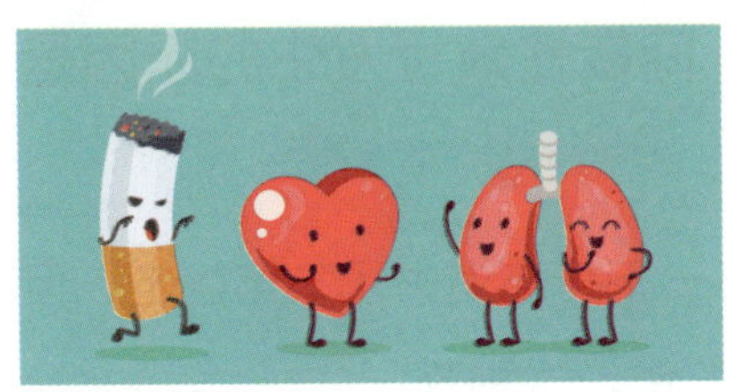

由于其他疾病也可引起类似间歇性跛行的症状，所以患者一定要在医院进行检查和明确诊断之后再进行治疗。间歇性跛行对于大多数病人来说，除了可以服用抗血小板凝聚、降低胆固醇的药物以外，主要的治疗方法是运动锻炼。运动锻炼虽然不能消除血管硬化和狭窄，但可以显著改善行走距离和生活质量。运动锻炼的主要方法是坚持步行。

具体的步行方法是：行走一段距离、出现疲劳不适或疼痛后，如能忍受就应坚持继续行走；如不能忍受，可以先停止步行休息一下，待疼痛缓解后再继续行走。这样周而复始，每次坚持 3 ~ 5 个周期，每日 1 ~ 2 次。如果锻炼 1 ~ 3 个月后症状无好转或出现加重的情况，应及时去医院血管外科复诊，确定是否需要手术或介入治疗。

需要提醒老年人的是：当出现间歇性跛行的症状时，通常已经患有冠心病、糖尿病或脑卒中，因此在运动治疗前后，应得到相关专科医生或社区医生的指导。

七、老年人跌倒

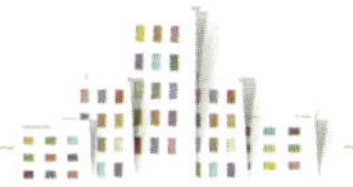

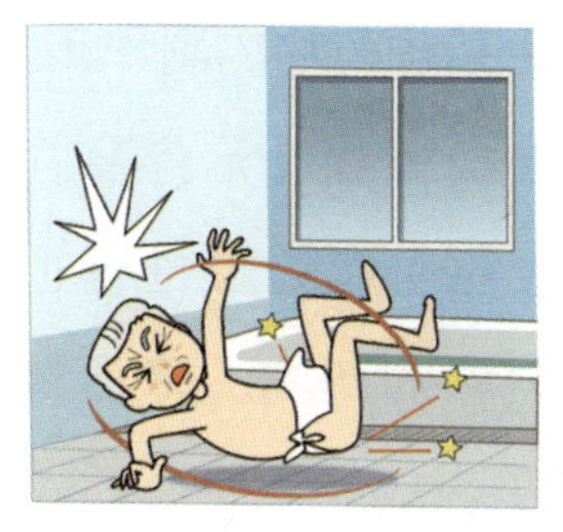

跌倒是引起老年人残疾的常见原因。跌倒可能导致老人出现骨折、头部外伤致硬膜下出血或颅内出血等。如果骨折后未及时治疗和软组织损伤引起疼痛而不敢活动，从此卧床不起，又可导致坠积性肺炎、压疮、尿路感染、肌肉萎缩等一系列的并发症。有些老人骨折后可能出现精神神经症状。

17. 老年人跌倒的原因有哪些?

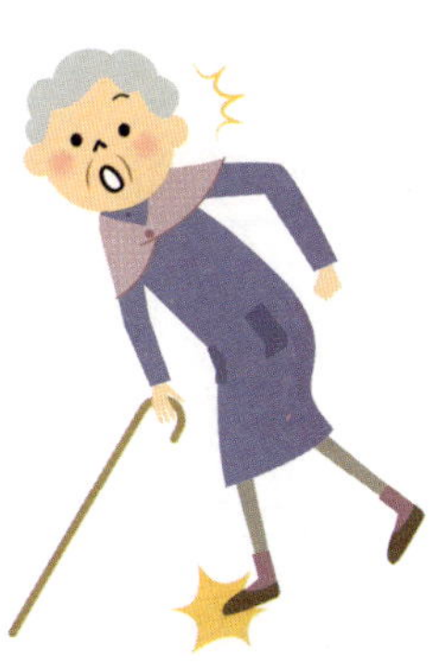

容易引起老年人跌倒的原因有:

（1）步态不稳。由于老化，平衡系统功能减退，导致步态不稳；疾病的影响如帕金森综合征、一侧肢体力弱（如脑卒中后遗症）、其他神经系统疾病等。

（2）视力障碍。如白内障、黄斑变性、偏盲、青光眼。

（3）体位性低血压引起晕厥。

（4）心律失常引起晕厥。

（5）感觉系统障碍，例如糖尿病性周围神经病变等。

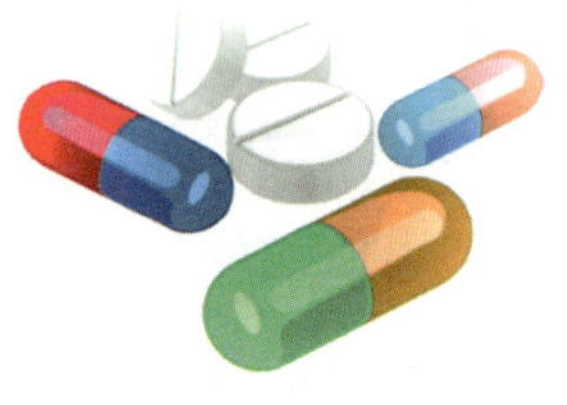

（6）服用某些药物的副作用。例如服用精神类药物、治疗高血压的药物、可能引起体位性低血压的治疗前列腺的药物、降血糖的药物等，联合服用多种药物时更常见。

（7）骨关节病或其他原因引起的骨关节畸形。

（8）心理因素。害怕跌倒或有跌倒经历而恐惧，患有抑郁症等。

（9）环境因素。例如道路不平、房屋门口有门槛、厕所地滑、灯光太暗等。

18. 如何预防老年人跌倒？

（1）首先要认真检查和改造家庭环境中容易引起跌倒的地方，增加必要的保护性措施，如床旁安装护栏，厕所安装扶手，购置轮椅或助行器、拐杖等。同时，对于陪伴者（保姆或家属）要进行预防老人跌倒的教育。如果发现社区环境中有易引起老人跌倒的情况，应向物业、居委会或街道办事处提出改造意见。

（2）坚持参加运动锻炼。运动可以改善柔韧性，增强肌肉的力量，提高平衡能力，改善步态的稳定性和灵活性。

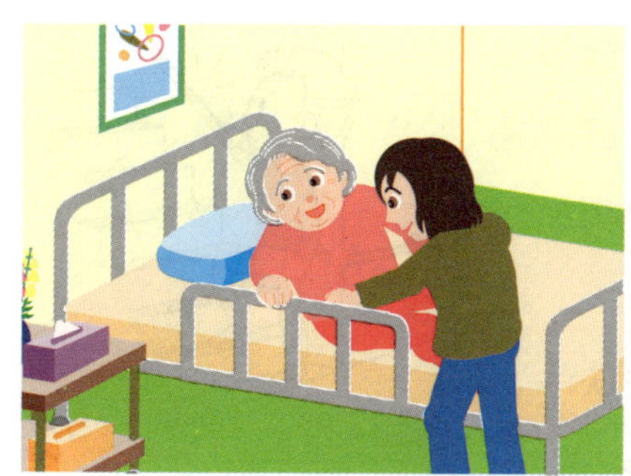
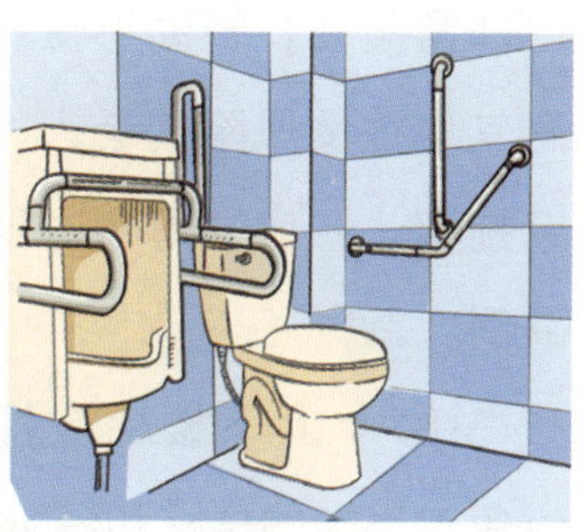
在床旁安装护栏、厕所安装扶手，避免跌倒

步行或练习太极拳都是不错的运动方式。太极拳除了对呼吸系统、心血管系统、骨骼肌肉有良好的作用外，也是保持平衡能力最有效的方式之一。

（3）注意药物的副作用。服药前要看说明书，有多种疾病、服用 5 种及以上药物时，更要注意各自的副作用，以免出现副作用相加。

服用下列种类药品的老人，行走时要多加注意：安眠药、镇静药、止痛药、降压药、降糖药、感冒药、抗过敏药。

（4）平时使用的拐杖、助行器应放在触手可及的位置。

（5）熟悉自己的生活环境。熟悉家庭和周边小区的道路、厕所、路灯、台阶等，了解遇到困难时寻求帮助的方法，例如如何呼叫社区卫生中心等。

（6）衣服、鞋子要合适。鞋子对于保持身体的稳定性非常重要，行动不便、高龄或有其他跌倒风险的老人，应避免穿拖鞋，鞋底过薄和过硬都易于跌倒。

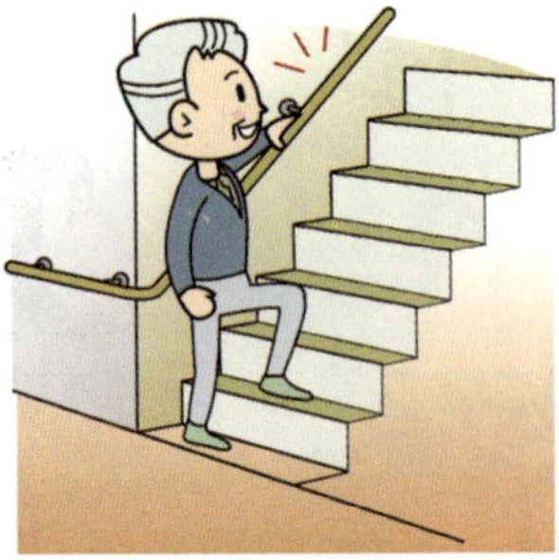

（7）上下楼梯应扶扶手，避免走过陡的楼梯和台阶。

（8）转身或转头时动作要慢。

（9）步行时注意自己的步态，尽量保持平稳，避免追汽车等不安全的动作。

（10）避免去地面湿滑的地方，如卖鱼虾的市场。

（11）乘车时应等车辆停稳后再上下。

（12）睡觉时床旁应放置小便器，睡前尽量少饮水，减少夜间小便次数。

（13）避免在他人看不到的地方独自活动。

（14）有视力障碍、听力障碍或其他感觉障碍者，尽量使用辅助装置，例如助听器；患白内障者应尽早做手术治疗；那些障碍严重或没有代偿措施的老人，则应由看护者陪伴。

（15）常用物品应放在容易拿到的地方，避免放在高处。不常用的物品应由家人协助取放，避免登高取物。

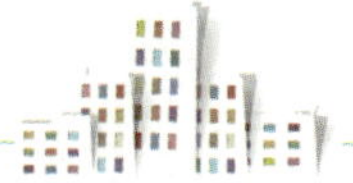

（16）积极防治骨质疏松。有条件的老年人应在医院进行有关骨质疏松的检查和诊断，按照医生的意见补充维生素D和钙剂，多晒太阳。每年应做一次与骨质疏松有关的检查和诊断，在医生指导下用药。平时要注意膳食营养，均衡饮食，坚持运动。

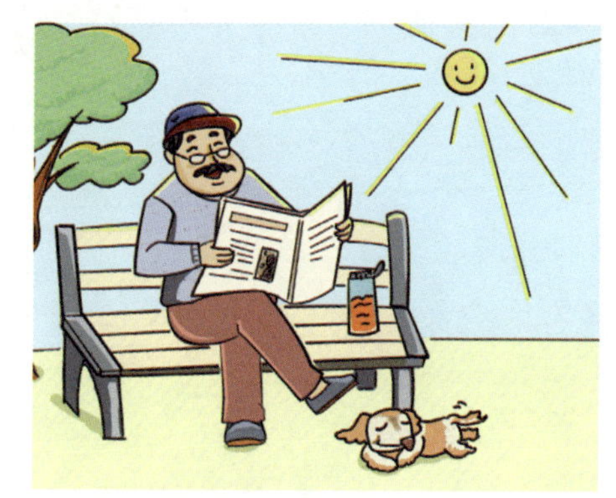

19. 老年人跌倒时应该如何处理？

老年人在家跌倒后，如果家中无人，可以试试自己是否能挪动，如果可以动，可慢慢起来打电话求救；如果不能打电话，最好能以舒服的姿势躺着，如有可能，拉一条毯子或被子盖上以免着凉，等待家里来人后救助。救援者到达现场后要先进行评估，避免匆忙搬动老人造成二次损伤。

八、老年人慢性疼痛

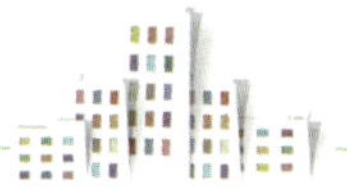

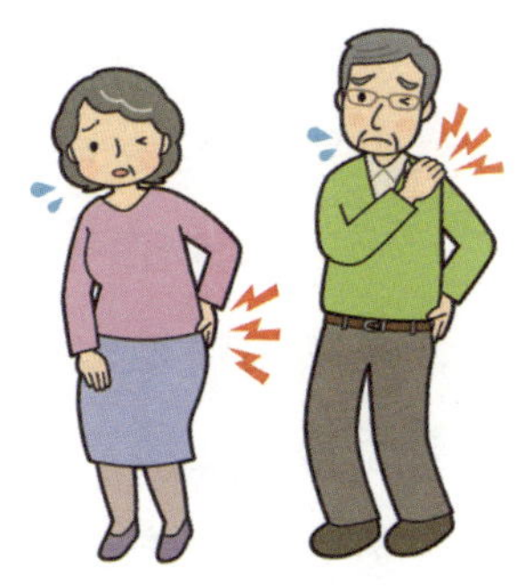

慢性疼痛是指无明确组织损伤，但是出现持续3个月以上的疼痛。主要包括癌性疼痛和非癌性疼痛。除了癌症引起的疼痛外，老年人也经常会出现其他原因引起的慢性疼痛。慢性疼痛可以由急性疼痛（有组织损伤）延续而来，例如手术后疼痛，或由于疾病本身的疼痛，例如老年性骨关节病。

20. 老年人慢性疼痛的原因有哪些?

常见引起老年人慢性疼痛的原因主要有带状疱疹后神经痛，糖尿病周围神经病变引起的肢体远端或某部位疼痛，腰痛、腿痛、头痛、三叉神经痛、关节痛、中风后半身疼痛、帕金森综合征患者的后腰及四肢痉挛似的绞痛和抽痛等。

21. 慢性疼痛有哪些治疗方法?

慢性疼痛的患者容易并存焦虑、抑郁、失眠、食欲减退和消瘦。如果并存其他疾病，该病的治疗效果也会受到影响。例如有高血压或糖尿病的患者，疼痛可能导致血压和血糖的波动等。老年人出现疼痛症状应及时到医院就诊，越早治疗，发生上述并发症的情况越有可能减少，疼痛的程度也会减轻。

（1）药物治疗

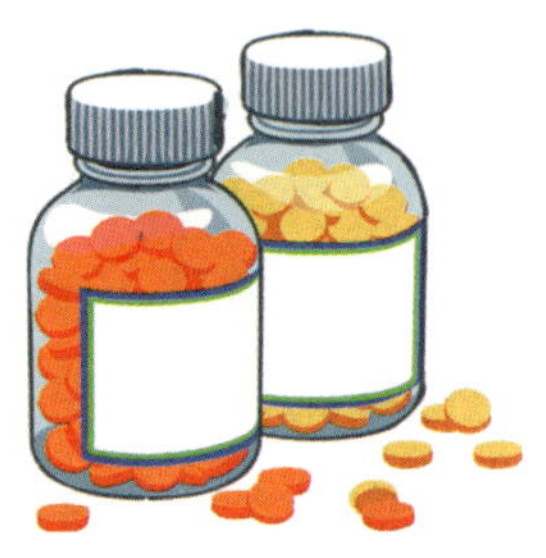

药物治疗是治疗中重度疼痛的主要手段。止痛药物种类很多，且一部分为非处方药物，一些老人喜欢自己服用止痛药物。但是如果不按照医嘱使用止痛药物，一是止痛效果差，二是容易出现副作用，特别是肝肾功能受损。正确的做法应该是在医生指导下正确使用止痛药物，最大限度地避免副作用，尽快从疼痛中解脱出来。

慢性疼痛的患者因为患病时间长、痛苦重，常常会同时存在抑郁和焦虑状态，一些治疗焦虑的药物同时也具有止疼的作用（例如盐酸阿米替林），医生会根据患者情况选择合并使用 2 种或更多的药物来治疗疼痛，可以达到更好的效果。服药后如果出现不适，应先停药，然后去医院复诊，如实向医生报告，由医生来找出不适的原因和解决的办法。

（2）康复治疗

慢性疼痛的康复治疗有以下几种选择：

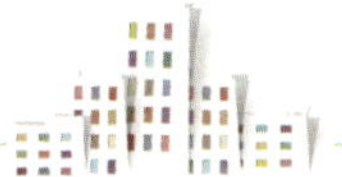

①理疗。

②运动疗法和松动术。

③针灸、按摩治疗。也可以选择其他的传统医学疗法，如推拿、艾灸等。

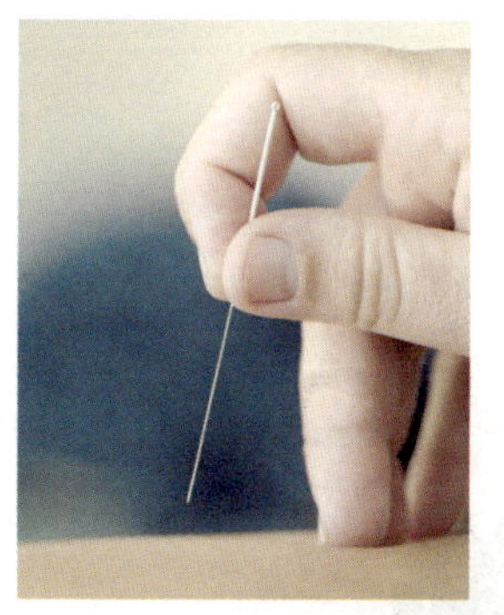

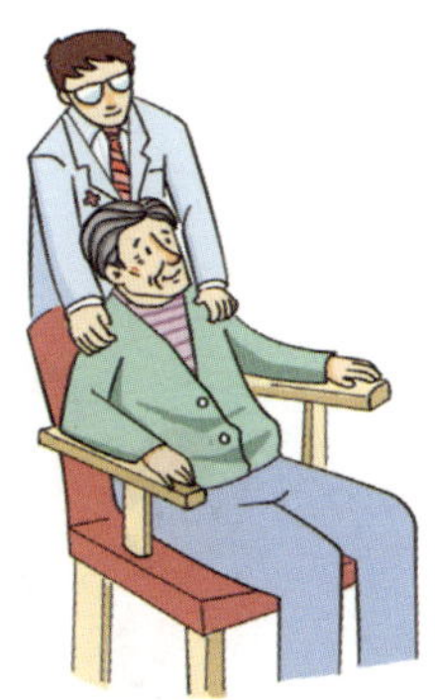

通过针灸和推拿，可以治疗慢性疼痛

（3）心理支持治疗

恰当的心理治疗可以提高药物止痛的作用，减少药物的剂量，减少因为服用过多药物而导致的副作用。心理治疗有很多方法，放松训练是治疗疼痛的主要方法，治疗师会根据患者的问题点进行有选择性的治疗，以缓解疼痛，鼓励患者对治病保持乐观态度。慢性疼痛患者可以在综合医院的精神心理科或临床心理科就诊，接受心理治疗。

（4）辅助器具的应用

对于关节痛、腰痛、腿痛造成活动困难的情况，经医生指导可选择应用辅助器具，目的是稳定和支撑病变部位，减轻疼痛和由于活动而造成的病变加重，也减轻健侧的过度代偿。

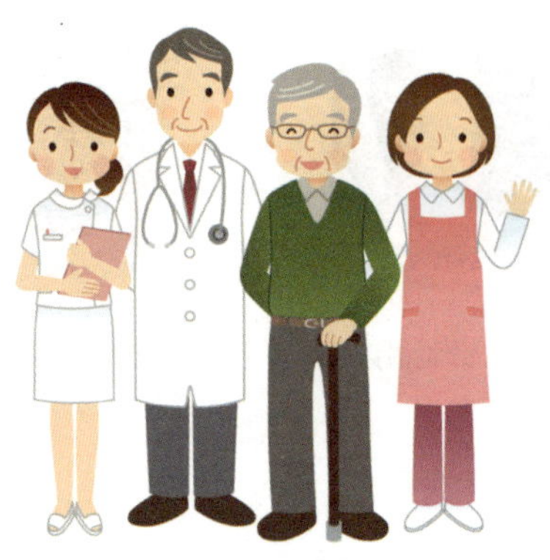

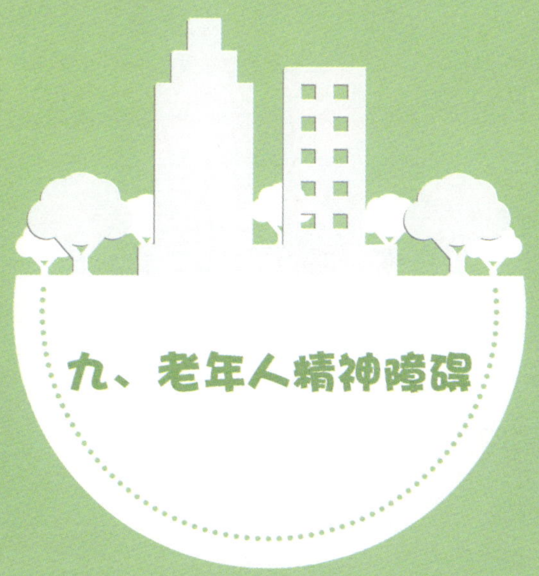

九、老年人精神障碍

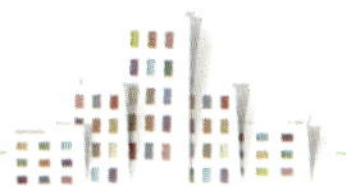

22. 老年人出现情绪障碍怎么办?

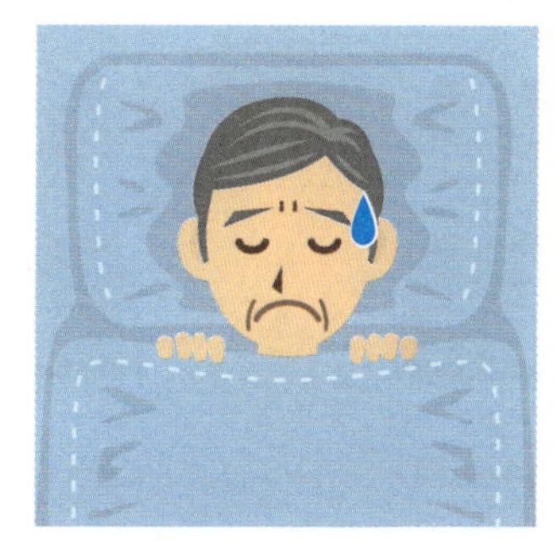

在老年人群中，抑郁、焦虑、失眠等精神障碍是很常见的疾病，长期患有多种慢性病的老人更容易出现这类疾病，例如独居、老伴去世、患其他病后。

预防老年人精神障碍，一是要保持乐观向上的生活态度，积极关心社会上的事情，参与力所能及的社区活动（如各类文艺和文化活动），尽可能生活自理和从事适当的家务；二是要正确对待慢性病。已经发生残疾（如偏瘫）的老人，应坚持进行康复训练。高血压、糖尿病、冠心病、慢阻肺的患者，只要自我控制危险因素，坚持定期复诊，遵医嘱按时服药，也可以较好地控制疾病。

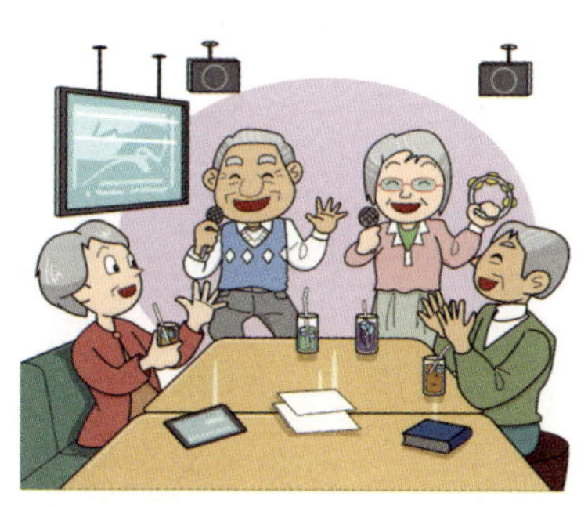

23. 家人如何及时发现老人出现精神心理障碍?

如果我们发现，家里老人的生活习惯和兴趣发生改变，

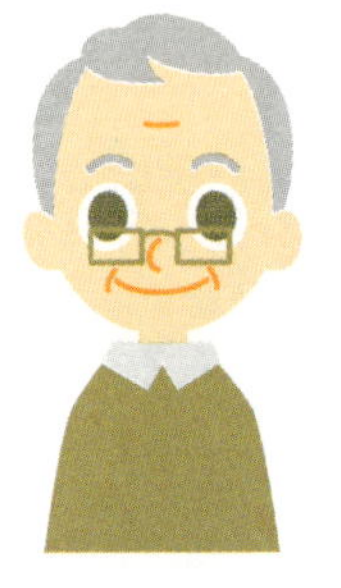
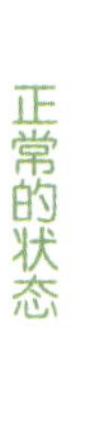

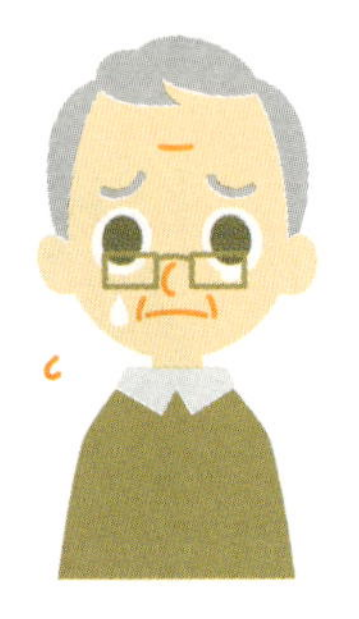

例如：以前爱看电视剧或听戏，最近不爱看了，其他人看电视时老人还嫌烦；睡眠差，食欲减退，情绪低落，不爱说话，认为生活没有意思；患病后感觉给子女添了麻烦，出现自责和内疚；老人说胸闷、胸痛、气短，带老人去心脏科就诊时，医生检查后说病情稳定，但是病人总是不舒服。出现上述这些情况时，要考虑到老人可能患了抑郁症。而有些老人会阵发性出汗、紧张，总想上厕所大便或小便等，这可能是患了焦虑症，此时一定要带老人去医院诊治。

24. 老年性痴呆的早期表现有哪些?

老年性痴呆，也叫“阿尔茨海默病”，简称AD。有些多发性脑梗死或复发性脑梗死的病人，也会逐渐表现为痴呆，这种痴呆被称作“血管性痴呆”。除此之外，还有继发于帕金森病或其他疾病的痴呆。

老年性痴呆的早期表现很隐蔽，最早、最突出的表现

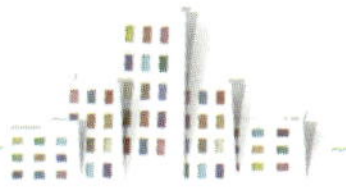

是记忆力减退、兴奋性症状和暴发性情绪等。往往在某些意想不到的事情发生时，老人的这些表现才会被家人或朋友发现。

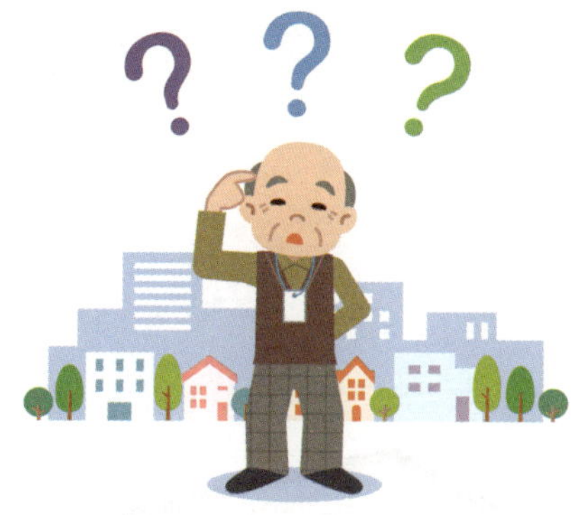

25. 老年性痴呆可以预防吗？

老年性痴呆虽然已为越来越多的大众所认识，但是目前还没有有效的药物可以防治。老年人要积极参与社会活动，有规律地运动，注意防治高血压、高血脂、高血糖，尽早戒烟，多读书、看报、做智力测验或游戏（如填数或填字等）。做力所能及的家务等主动参与性的活动也是有益的。老年人早期出现记忆力减退，可以使用记事本提醒自己，也可以在家中挂小黑板或白板来记事提醒。如果出现忘记事儿的情况，家人不要埋怨老人，应提醒和安慰老人。

对于已经患有痴呆的老年人，他吃药时应有家人或护理者负责送药到口，否则有可能出现漏服药物和重复吃药的情况。家人应为老人随身佩戴写有姓名、家庭住址、联系方式的卡片，万一发生走失或出现意外，老人可以及时得到救助。

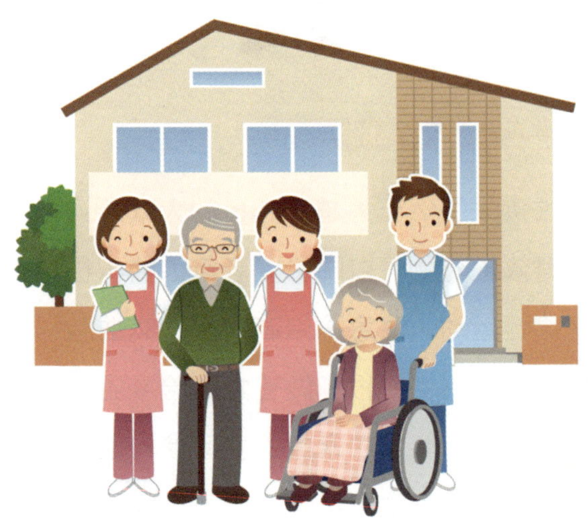